DE LA PARALYSIE

DE L'IRIS,

OCCASIONNÉE PAR UNE APPLICATION LOCALE

DE LA BELLADONNA,

Et de son utilité dans le traitement de diverses maladies des yeux;

Par M. K. HIMLY, docteur en médecine, professeur de la clinique à Braunschweig, et membre d'un grand nombre de sociétés savantes.

Traduit par EMILE-AUGUSTE EHLERS, d'Altona en Holstein, docteur en chirurgie et en médecine, membre associé étranger de la société de médecine de Paris, séante au Louvre.

Avec des notes et des observations du traducteur.

Scrutamini omnia et optima retinete.

A PARIS,

Chez MÉQUIGNON, Libraire, rue de l'Ecole de Santé, n°. 3.

AN X — 1802.

A

ANTOINE DUBOIS,

PROFESSEUR, CHIRURGIEN

DE LA CLINIQUE

DE PERFECTIONNEMENT

A PARIS;

COMME UN HOMMAGE

D'ESTIME, DE RECONNOISSANCE,

DE RESPECT.

DE LA PARALYSIE

DE L'IRIS,

OCCASIONNÉE PAR UNE APPLICATION LOCALE

DE LA BELLADONNA,

Et de son utilité dans le traitement de diverses maladies des yeux.

Madame P. R. fut affligée dans le printemps de 1799 d'une foiblesse opiniâtre de vue, et fit usage pour s'en délivrer de beaucoup de remèdes qui lui furent conseillés par plusieurs médecins. Je fus ensuite appelé parce que la pupille d'un de ses yeux étoit dilatée au point qu'elle étoit d'une grandeur double de l'ordinaire : je trouvois l'œil dans le même état où il est dans une *amaurose* complète, c'est-à-dire avec immobilité de l'iris, et une telle rétraction de cette membrane qu'elle formoit un anneau à peine d'une ligne de largeur. Son bord libre étoit retiré de manière que la surface antérieure de cette membrane étoit concave, et la couleur de la pupille tirant sur le gris ; cependant la malade voyoit aussi bien avec cet œil qu'aupara-

A

vant, à quelques *éblouissemens* près. J'expliquai ce dernier effet par la grande quantité de rayons de lumière qui entroient dans l'œil à cause de l'extrême dilatation de la pupille. Au défaut de lunettes à tube la personne y voyoit parfaitement en regardant à travers la main figurée en tube. Ayant appris qu'elle s'étoit lavé les yeux quelques heures auparavant avec une solution d'extrait de *belladonna*, je pensois que l'iris étoit, par l'effet de ce remède, dans un état de torpeur, et je conseillois, pour lui rendre le mouvement, d'appliquer quelques gouttes d'*huile de cajeput* entre les paupières. Ce remède étoit resté d'un autre essai, autrement j'aurois préféré d'employer l'*éther acétique*, ou tout autre irritant sous forme de collire. Quelque temps après la pupille parut se contracter, et bientôt elle revint à son état naturel. Je me rappelois pour lors quelques observations où le suc de *belladonna*, injecté par hasard dans l'œil (1), et l'application extérieure continuée pendant quelques semaines de l'eau de *lauro - cerasus* avoient produit une *amaurose* (2).

––––––––––

(1) Il en étoit résulté une amaurose qui, par l'application externe des remèdes volatiles, guérit au bout de trois semaines.

Voyez MELLIN, Mat. Méd. deuxième édition, page 243.

(2) On avoit fait chaque jour couler dans l'œil d'un jeune homme pour enlever des taches à la cornée, quelques

Cependant il me paroissoit absolument nouveau que l'extrait de *belladonna* pût avoir un effet aussi violent que l'*opium*, quoique la qualité narcotique de ce dernier soit double de celle du premier. En effet, je n'ai pas encore vu qu'on ait fait cette remarque: j'avois même lieu d'être surpris que l'effet de cette substance se restreignît à l'iris strictement sans offenser en aucune manière la rétine. Je puis donc avec raison traiter de violent cet effet, eu égard à l'état décrit de la pupille, surtout en remarquant que cette eau n'avoit pas été instillée sur le globe de l'œil, mais seulement appliquée avec le doigt sur le bord des paupières; jamais je n'avois fait usage de cette eau pour les yeux: je savois pourtant qu'on ordonnoit souvent dans une de nos plus célèbres académies une liqueur pour les yeux, qui contenoit une solution de suc de *belladonna*; mais en réfléchissant qu'on n'avoit pas observé l'effet ci-dessus décrit, j'étois dans l'incertitude de savoir s'il n'étoit pas purement accidentel. Cependant après en avoir fait plus de vingt

---

gouttes d'eau de *lauro-cerasus*. Peu de temps après il se manifesta une paralysie de l'iris, une dilatation de la pupille et une perte totale de la vue de ce côté. On fit cesser cet état passager par l'application de quelques vésicatoires. *Voyez* CONRADIS Auswahl aus dem Tagebuche eines practischen Arztes. Chemnitz 1794, s. 23.

fois l'essai sur plusieurs personnes, je n'ai jamais remarqué qu'il ait été sans succès, pourvu que l'iris eût de la mobilité. Ainsi l'on ne peut révoquer en doute la certitude de l'effet de cette solution : j'en ai conservé la recette pour m'en servir dans la suite ; je fais dissoudre un scrupule de cet extrait dans une once d'eau, et j'en fais tomber quelques gouttes sur l'œil : je l'y laisse quelques momens, en faisant incliner la tête en arrière ; il ne résulte de son action ni douleur ni inflammation excessives ; quelquefois à la vérité on voit quelques vaisseaux de la conjonctive un peu plus dilatés qu'à l'ordinaire ; mais cette dilatation est si peu sensible qu'on peut l'attribuer à la simple irritation du liquide et qu'une goutte d'eau ordinaire produiroit également : la paralysie de la pupille survient une ou deux heures après, et elle dure cinq à six heures (1).

Cette eau conserve son efficacité pendant plusieurs semaines, et la perd peu-à-peu par la fermentation. Afin d'apprécier l'effet de l'eau distillée de la plante fraîche, j'en préparois de la même

---

(1) Il faut sûrement que cet extrait n'ait pas eu la même force que celui que j'ai communiqué au cit. DUBOIS, *professeur à l'école de médecine*, et qu'il a appliqué à des personnes affectées de cataractes, car la paralysie a duré plusieurs jours, et ne s'est évanouie que peu-à-peu. *Note du traducteur.*

manière que celle du *lauro - cerasus*. Cette eau avoit l'odeur spécifique de la plante ; mais son effet étoit si foible qu'il étoit douteux qu'il existât.

J'ai observé depuis , et par hasard , dans une de nos pharmacies un garçon qui en agitant l'extrait de la *belladonna* avec une égale quantité d'eau, en fit jaillir dans un de ses yeux : la dilatation de sa pupile le frappa et l'inquiéta, quoiqu'il vît avec son œil aussi bien qu'auparavant , jusqu'à ce qu'une personne qui avoit vu mes expériences le tranquillisa sur les suites de cette dilatation. Cette solution étoit donc bien forte ; cependant la rétine n'étoit pas affectée, et l'effet cessa , quelques heures après , le soir même.

J'ai aussi essayé d'autres narcotiques : j'employois d'abord l'extrait d'*opium*, quoique je ne pensasse pas qu'il dût produire cet effet , ne l'ayant remarqué dans aucun des cas où je l'avois administré. Je pris une solution de cet extrait à une dose égale à celle de la *belladonna* : elle produisit de la douleur, de la chaleur et de l'inflammation ; mais il ne survint aucune dilatation de la pupille, et encore moins une immobilité de cette partie. M. Conradi avoit aussi observé que l'*opium* n'avoit aucun effet sur la pupille : j'ignore s'il a pris une solution spiritueuse de cet extrait ; mais ce remède ne me paroissant pas convenable à mon but , et produisant d'ailleurs de l'irritation , j'ai cessé d'en faire l'essai.

(6)

Au reste, les cas dans lesquels on donne la *tincture thébaïque* n'étant pas rares, chacun peut faire l'observation que j'indique.

L'eau de *lauro-cerasus* produisoit le même effet ; mais l'extrait de la *belladonna*, à la même dose que celui de l'*hyoscyamus*, en produisoit un bien supérieur à celui des autres narcotiques. Il étoit d'une plus grande durée, car au bout de vingt-quatre heures la pupille étoit encore dilatée ; il étoit aussi plus sensible à l'œil : je ne puis dire avec précision s'il n'a pas agi sur la rétine, attendu que le malade avoit la cataracte, comme la plupart de ceux sur lesquels j'ai fait ces expériences dont l'objet n'étoit pas de pure curiosité. Je n'ai jamais employé le *stramonium* et la ciguë. En mettant un emplâtre d'*hyoscyamus* et de *belladonna* sur le sourcil, je n'ai jamais observé aucun effet de cette application sur l'iris ; mais RAIUS a remarqué qu'une dilatation de la pupille a eu lieu sur une femme toutes les fois qu'on a appliqué des feuilles de la *belladonna* sur un ulcère cancéreux qu'elle avoit au-dessus de l'œil (1).

Ces observations me parurent importantes à plusieurs égards. Une petite quantité de narcotique comme la *belladonna* produit, s'il est localement appliqué, un effet si violent et si exactement

----

(1) *Historia plantarum, tabula* 1, *pag.* 680.

limité dans une partie, que la rétine n'est pas paralysée avec l'iris. On a observé qu'à l'aide de fortes doses de la *belladonna*, prises intérieurement, il survient, conjointement avec la dilatation de la pupille, une grande rigidité du globe de l'œil, parce que les muscles de cet organe sont aussi paralysés ; mais dans mes expériences je n'ai point observé que son application sur l'œil agisse aussi sur les muscles (1).

La *belladonn a* paroît affecter cet organe d'une manière plus narcotique que l'*opium* même ; mais je ne veux m'occuper ici que des avantages que la chirurgie peut en retirer. Son application plus fréquente qu'on ne l'avoit fait jusqu'ici est aujourd'hui permise, parce qu'il est certain qu'on peut, en y apportant quelques précautions, la faire sans aucun danger pour la rétine, et que même, en beaucoup de cas, elle procure un très-grand avantage. Je n'ai pas voulu différer plus long-temps de publier mes expériences à ce sujet, d'abord parce qu'il me

---

(1) J'ai vu l'effet de cette plante sur l'œil, à *Jena*, dans l'hiver de 1799. Le *celèbre* HUFELAND, mon maître, en avoit appliqué des feuilles sur ses yeux ; l'effet fut aussi fort qu'avec l'extrait même : je pensois alors que cela pouvoit être très-utile pour faciliter l'opération de la cataracte ; mais je ne me rappelois cette observation que long-temps après étant à *Vienne*, où M. BEER, mon maître, me parut y attacher très-peu d'importance. *Note du traducteur.*

semble qu'elles sont désormais assez mûres pour en faire part au public, ensuite parce qu'il est probable qu'on peut par ce moyen obtenir une infinité de lumières des gens de l'art qui voudront faire les mêmes tentatives.

1°. *L'application de ce remède donne dans le cas de cataracte un moyen sûr de voir si elle est adhérente à l'iris ou non.*

Jusqu'ici on n'avoit aucun autre moyen pour s'en assurer, si ce n'est d'observer les mouvemens de l'iris, en donnant plus ou moins de lumière à l'œil. Dans le cas d'adhérence l'iris prend une forme angulaire en passant du grand jour à l'obscurité ; mais si l'on fait cette épreuve avec la *belladonna*, on peut examiner l'œil bien plus commodément que de l'autre manière, où l'observation se fait dans un temps limité et presque dans l'obscurité dans le premier cas ; au lieu que dans le second on peut examiner l'œil au grand jour et avec toute sorte de facilité. D'après cela je n'ai fait depuis aucune opération de la cataracte sans avoir appliqué sur l'œil l'extrait de la *belladonna*, et sans avoir remarqué l'effet dont je viens de parler. J'ai tiré de cette pratique de grands avantages dans certaines circonstances. Ce n'est pas toujours le bord de l'iris qui est adhérent à la capsule du cristallin ; c'est quelquefois seulement la partie voisine de la grande circonférence. Dans ce cas le premier moyen ne produit aucune irré-

(9)

gularité dans la dilatation de la pupille ; mais je l'ai observée très - distinctement après l'application de l'*hyoscyamus*. Le dernier moyen étoit donc préférable à celui du passage de la lumière à l'obscurité, et portoit la dilatation de la pupille par-delà le point de l'adhérence, ce que l'on n'obtenoit point par l'autre moyen (1).

2°. *L'application de ce remède permet l'examen le plus détaillé sur la qualité de la cataracte*

---

(1) Pour ce qui regarde le moyen de discerner si cette adhérence a lieu , je puis confirmer ce qu'on vient de lire par une observation que j'ai faite. Au mois de décembre 1800, étant dans l'île de *Laland*, en *Danemark* à *Christiansæde*, on conduisit chez moi une fille de trente-six ans , qui avoit des cataractes de naissance ; on me permit de lui faire l'opération , et je fus très-satisfait de l'occasion qui s'offroit de faire des expériences avec la *belladonna*. La pupille de l'œil droit se dilatoit, mais non pas dans toute sa circonférence ; cela provenoit d'une adhérence d'une partie de l'iris au cristallin. La forme en étoit un peu angulaire ; je tentois le lendemain l'abaissement, parce que l'œil étoit enfoncé et le globe dans un mouvement continuel, de manière que je n'osois tenter l'extraction. Dans le moment où je procédois à l'abaissement , je trouvois l'adhérence si forte, que la membrane cristalline resta derrière la pupille , malgré les efforts que je fis pour la séparer de l'iris. L'abaissement réussit au contraire très-bien à l'œil gauche, et la malade vit et apprit quelque temps après à distinguer les objets. *Note du traducteur.*

même, parce qu'on la voit alors dans toute sa circonférence et dans le plus grand jour.

On peut donc plus facilement établir le diagnostic entre la cataracte capsulaire et celle du cristallin; entre la cataracte fluide et la concrète : d'ailleurs cette application sert à un diagnostic plus important. L'expérience m'a appris, à l'aide de ce moyen, que le cas où les malades voient des corps et des points colorés devant leurs yeux, ne pronostique pas toujours que le succès de l'opération sera aussi incertain qu'on l'a cru jusqu'à présent, attendu que souvent ce phénomène ne provient pas du défaut de la rétine, mais plutôt de l'obscurcissement du cristallin. J'ai extrait cette année-ci deux cataractes à une personne qui me parloit sans cesse de petits globules rouges qui voltigeoient sans cesse devant ses yeux. Dès que j'eus extrait les cataractes, tous les globules s'évanouirent, et le malade y vit assez clairement ; mais en regardant l'humeur cristalline à la lumière, j'y observois une teinte rougeâtre. Dans le moment où la pupille étoit dilatée par l'*hyoscyamus*, le malade ne voyoit plus les globules aussi rouges qu'auparavant. Dans l'instant où j'écris ceci, je viens de faire la même remarque sur un autre malade. S'il arrive que la dilatation diminue la couleur de ces globules, on peut être assuré que la couleur existe dans la cataracte même ; mais si au contraire la diminution de couleur n'a pas lieu, il faut que ce vice existe dans la rétine, et alors ces couleurs peuvent avoir une teinte plus forte, parce qu'au moyen de la dilatation la lumière affecte justement la rétine.

Les expériences faites sur les personnes affectées de la cataracte démontrent combien le bord du cristallin perd de substance par son extraction au travers de la pupille : en effet, si la cataracte étoit aussi petite qu'elle nous paroît quand elle est extraite, il faudroit que la dilatation produite par l'instillation de l'extrait de l'*hyoscyamus* l'exposât toute entière à la vue, de manière que l'iris en couvrît la plus petite partie, et fît à l'entour une couronne du milieu de laquelle on pût détacher le cristallin de l'humeur vitrée; mais cela n'a pas lieu, et il semble au premier abord très-surprenant dans une si grande dilatation de la pupille de ne voir cependant au fond que le seul cristallin.

5°. *La belladonna est un palliatif dans la cataracte ordinaire.*

C'est un fait connu que les malades affectés de la cataracte, et sur-tout de la cataracte dure, voyent mieux dans un demi-jour qu'en plein jour, parce que le bord souvent transparent du cristallin n'est plus couvert de l'iris, et permet aux rayons lumineux de pénétrer jusqu'à la rétine. Malheureusement cette jouissance est de très-courte durée et finit avec le crépuscule; mais avec l'application locale de l'*hyoscyamus*, on produit cette jouissance en plein jour et à un degré beaucoup plus considérable. Si l'on fait cette épreuve sur des malades qui ont des cataractes petites et dures, on est étonné de l'effet qu'on obtient. J'ai vu des personnes qui auparavant ne pouvoient distinguer les formes les plus saillantes, pouvoir, au moyen de ce remède, compter leurs doigts et discerner de grands traits faits avec de la craie sur une table noire ; en un mot il sembloit qu'un nouveau jour les éclairoit tout-à-coup (1) : ils aimoient tant ce remède que j'étois obligé de les en priver, parce qu'ils vouloient sans cesse en répéter l'usage. Un homme qui avoit des cataractes aux deux yeux, et avoit fait dix lieues pour se faire opérer, éprouvant déjà cet effet préparatoire à l'opération, bornoit tous ses vœux à obtenir de moi la formule de cette

---

(1) Je n'ai jamais observé cet effet par moi-même : mais le cit. DUBOIS, le *premier* que je sache qui ait employé ce remède en *France* pour faciliter le diagnostic de la cataracte, avoit à l'hospice de perfectionnement de l'école de médecine un malade dont les pupilles, avant l'application de la *belladonna*, étoient extrêmement étroites, et qui deux heures après voyoit si clair qu'il discernoit tout le monde en particulier et même toutes les couleurs, quoiqu'il ne distinguât rien auparavant. Cet effet nous causa le plus grand étonnement et nous parut tenir du prodige. *Note du traducteur.*

eau , et vouloit s'en retourner sans se faire opérer.

Un autre fut sur le point de m'induire en erreur : je trouvois sa pupille, vingt-quatre heures après l'application , encore tout-à-fait dilatée, et je fus surpris de la durée extraordinaire de cet effet ; mais ayant, après quarante-huit heures, trouvé l'œil dans le même état , ma surprise se changea en incrédulité , et interrogeant le malade avec beaucoup de soin , j'en tirois l'aveu qu'il s'étoit procuré secrètement de cette même eau pour en faire usage de lui-même. Je ne peux encore décider si l'on peut , sans nuire à cet organe , répéter ce remède assez souvent pour que l'effet en devienne permanent , parce que je n'en ai jamais fait un usage assez long-temps continué. Les effets nuisibles qui pourroient en résulter seroient , je crois , les suivans :

1°. Que l'iris pourroit perdre sa contractibilité , et qu'il pourroit s'ensuivre une *mydriasis ex con-suetudine* , avec des suites fâcheuses , dans le cas où l'on voudroit extraire la cataracte , parce que cela auroit l'inconvénient de favoriser un écoulement de l'humeur vitrée. En faisant au contraire, au lieu de l'extraction , l'abaissement de la cataracte , cela n'auroit pas cet inconvénient, si l'on prenoit seulement la précaution de ne pas faire entrer la cataracte dans la chambre antérieure. Les cas , peu rares, où la pupille , après l'extraction de la cataracte , est angulaire et immobile sans nuire

à la vue, font voir que l'immobilité et l'irrégu-
larité de la pupille ne font pas un empêchement
absolu à la vision. Pour les malades qui ne peuvent
se décider à l'opération, ou sur lesquels elle n'est pas
praticable, cette paralysie produite par la longue
application de ce remède est à desirer.

2°. Que peut-être par une longue application
l'effet pourroit s'étendre jusqu'à la rétine, et alors
produire non-seulement une paralysie de la pupille,
mais encore une *amaurose*, ce qui seroit très-fâ-
cheux. C'est pour cela que je me sers à présent,
non pas de la *belladonna* et du *lauro-cerasus*, mais
de l'*hyoscyamus* qui agit avec moins d'énergie.
J'avouerai qu'avec ce dernier je crains peu la pro-
pagation de l'effet du médicament jusqu'à la rétine;
mais c'est sur quoi je ne puis encore rien décider;
je n'ai pas été tenté de faire à cet égard des essais
de pure curiosité, et le hasard ne m'a rien fourni
qui puisse m'éclairer; mais il est à croire qu'il four-
nira là-dessus quelques observations, sur-tout si les
gens de l'art veulent en faire usage; parce que sur
un grand nombre de malades il s'en trouvera sûrement quelqu'un qui s'accommodera de ce merveil-
leux palliatif, au point de ne vouloir point l'abandon-
ner, et qui le prendra de lui-même contre la volonté
du médecin, au hasard de perdre la vue. Avec
la direction d'un-médecin, cette expérience est
bien moins dangereuse, parce qu'il peut ensuite

ordonner des irritans pour ranimer la partie. Quant aux expériences sur les animaux, je n'ai pas eu le temps ni l'occasion de les faire, mais il est possible que l'effet soit le même que sur l'homme (1).

Si l'on ne veut pas appliquer le remède assez souvent pour que la pupille ait une dilatation permanente, il peut cependant exister pour un aveugle des cas où il est important pour lui de jouir du bienfait de la vision pour quelques heures ou pour quelques minutes, et où il auroit une obligation infinie à celui qui lui procureroit cet avantage ; il y a une infinité de circonstances de ce genre qu'il est facile à chacun d'imaginer : j'en citerai une seule , parce qu'elle semble intéresser les médecins.

Tout changement d'habitation est pour un aveugle une chose très-désagréable jusqu'à ce qu'il soit familiarisé avec tout ce qui l'environne; avant ce tems il éprouve un état de malaise et de tristesse , parce qu'il ne peut rien trouver de ce qui lui est nécessaire et qu'il craint de se mouvoir ; souvent il se donne des coups violens et fait des chutes dangereuses avant d'avoir su s'orienter : c'est alors le cas d'employer l'extrait de la *belladonna*, et le malade

---

(1) J'ai fait l'application de ce remède huit jours de suite sur un chien , et autant que je m'en suis apperçu , sa vue n'en a nullement souffert. *Note du traducteur.*

peut en tirer l'avantage de connoître sur-le-champ son habitation. C'est ordinairement le moyen dont je fais usage, quand on transporte à l'hôpital, que je dirige, des malades affectés de cataracte. Ce secours est pareillement précieux au commencement de la maladie, quand ces infortunés sont obligés de quitter leur société habituelle et de renoncer à un travail fin et délicat.

4°. *Dans quelques espèces d'obscurcissemens de la cornée, ce même remède opère la vision.*

Il n'est pas rare de voir des obscurcissemens partiels de la cornée qui ont leur siége principal au-devant de la pupille, de manière que les rayons de lumière ne peuvent pénétrer jusqu'à la rétine, quoique le reste de la cornée soit sain. Dans ce cas si l'obscurcissement ne cède point à l'application des remèdes, on a imaginé de former par l'incision une *nouvelle pupille*; mais cette opération ne *réussit* que *très-rarement*; et si la partie non-opaque de la cornée est petite, on a toujours à craindre par cette opération d'augmenter l'obscurcissement.

La *belladonna* produit une pupille artificielle sans le secours de l'opération, attendu que la lumière peut pénétrer par les côtés de la partie opaque. Je traite en ce moment un enfant à qui la petite vérole a obscurci inférieurement plus de la moitié de la cornée, de manière que la pupille se trouve voilée ; et comme cette tache est parfaitement blanche (*aigis*), l'œil ne voit absolument rien ; mais en l'examinant du haut en bas , on distingue encore une partie de l'iris ; et aussitôt que la solution produit son effet , le bord de l'iris dépasse la tache et l'enfant voit. Cela m'a donné l'espoir de faire disparoître en partie cette tache pour dégager la pupille ; mais si je n'ai pas le bonheur d'y réussir , je chercherai à opérer une dilatation permanente par l'application de la *belladonna*.

5°. *La belladonna donne une grande facilité dans beaucoup de cas pour l'extraction de la cataracte.*

Premier cas. Quel opérateur n'a pas éprouvé (1)

---

(1) C'est M. Reimarus, *professeur à Hambourg , célèbre par ses écrits* , qui m'en a le *premier* conseillé l'usage pour faciliter l'extraction de la cataracte. C'est aussi lui qui a fait connoître l'usage de ce remède à *Paris* dans une lettre écrite à ce sujet à la Société philomatique. *V*. n°. 3 des Bulletins des Sciences , pag. 22 , par la Société Philomatique, prairial, an 5 de la République (juin 1797). C'est à *Hambourg* où j'en ai vu faire l'application pour la première fois avec beaucoup de succès par M. le docteur Grasmaier, d'après le conseil du même docteur Reimarus. Cela m'a engagé à employer ce remède à la première occasion qui s'en présenteroit. *Note du traducteur.*

B

combien il est difficile d'extraire la cataracte même
avec une incision suffisante de la cornée et la plus
complète immobilité de l'œil, parce que la pupille
étoit trop étroite? Pour éviter le spasme de l'iris on
avoit jusqu'ici eu recours à l'application extérieure
des narcotiques (1).

On a toujours voulu remédier à la difficulté quand
elle se rencontroit, mais on n'avoit pas pensé à la
prévenir. Je ne dirai rien de la prolongation de
l'opération même, mais seulement de la témérité
qu'il y a de faire usage d'un pareil narcotique sur
l'œil, après avoir fait à la cornée une incision qui le
met dans le cas d'y pénétrer. Il est vrai que quelquefois on peut, avec quelque fondement, prévoir
les cas dont nous parlons quand la pupille se meut
avec facilité, et n'est empêchée par aucun obstacle,
tel qu'une adhérence ; mais lorsque cependant elle
se trouve trop étroite, et par étroite on entend celle
qui n'a que sa dilatation ordinaire dans une cataracte parfaite, attendu qu'elle doit être plus dilatée
par l'obscurcissement même où elle se trouve ; dans
ce cas, dis-je, j'ai employé ce remède sur un œil,

---

(1) M. RICHTER, dans sa Chirurgie, tom. III, pag. 306,
recommande une pâte de *ciguë* et d'*hyoscyamus*. M. LODER,
à *Jena*, mon maître, instilloit une infusion de *belladonna*,
quand après l'incision de la cornée la cataracte avoit de
la peine à sortir.

et alors j'ai extrait très-facilement la cataracte (1).
Quelques semaines après j'ai fait l'opération sur
l'œil gauche sans faire usage de la *belladonna* ; et
quoique l'incision fût aussi large que celle de l'autre
œil , et la cataracte du même volume , l'extraction
fut très-difficile, et ce ne fut qu'au bout d'un quart-
d'heure que je réussis à la tirer ; cependant le malade vit pareillement de cet œil. L'application de ce
remède exige beaucoup de précaution, même dans
ce cas-là. Si l'on vouloit faire l'opération dans le temps
de la plus grande dilatation , on risqueroit de produire un écoulement d'humeur vitrée, parce que l'iris
n'a pas assez de force pour la retenir (2) ; c'est pour
cela que l'iris, pendant l'opération, ne doit pas être
tout à fait paralysé, mais seulement avoir perdu de

---

(1) On peut confirmer ce que l'auteur avance par des
faits que tout le monde a vus dans l'école clinique du professeur DUBOIS, qui a fait usage de la *belladonna* sur un
homme qui avoit des cataractes et des pupilles très-étroites.
Comme dans cette occasion ce *chirurgien célèbre* hésitoit
s'il feroit l'extraction, je me hasardois de lui suggérer ce
moyen, qu'il a employé avec le plus grand succès, car le
cristallin sortit avec la plus grande facilité. *Note du traducteur.*

(2) Ici je ne suis pas de l'avis de l'auteur , qui probablement n'a pas extrait le cristallin pendant la plus grande dilatation de la pupille, car M. DUBOIS, ainsi qu'il m'est arrivé
à moi-même , n'a pas remarqué le moindre écoulement de

sa contractibilité. Voilà ce que je produisois en laissant passer le premier moment, et lorsque la pupille a déjà repris un peu de mouvement. Pour cela il suffit d'un espace de quatre heures après l'application (1). On peut déterminer l'espace de temps nécessaire au sujet, d'après les expériences faites et répétées avant l'opération. Il y a encore un moyen qui est de délayer la solution à un tel point qu'elle ne produise pas de paralysie totale ; mais je n'ai pas encore essayé ce moyen ; peut-être même pourroit-on employer dans ce cas l'eau de l'*hyoscyamus*. Avec ces précautions, j'imagine que ce narcotique doit être de la plus grande utilité, lorsqu'on opère suivant la nouvelle méthode (2) de M. BEER, parce qu'alors on retire le cristallin avec sa membrane, et qu'il faut que la pupille ait la plus grande flexibilité ; autrement la membrane cristalline s'échappe du cristallin.

---

l'humeur vitrée, quoiqu'il eût fait l'extraction pendant la plus grande dilatation, parce que la pupille se contracte sur-le-champ après la sortie du cristallin : ainsi les raisonnemens de l'auteur sont de pures conjectures. *Note du traducteur.*

(1) La solution de l'extrait doit avoir été bien foible, car nous n'avons observé aucune diminution de la paralysie après un si court intervalle. *Note du traducteur.*

(2) Methode den grauen Staar samt der capsel aus zuziehen. Wien, 1799.

Second cas. Ce remède est utile dans l'extraction de la cataracte, quand les adhérences de la rétine avec la capsule doivent être séparées. Plus la pupille est dilatée, plus on a de liberté dans les manœuvres nécessaires à cette séparation.

Troisième cas. Lorsque la capsule est obscurcie, on peut la détruire dans sa plus grande circonférence, si au moyen de ce remède la pupille se trouve dans un état de dilatation.

Quatrième cas. Lorsqu'on fait l'incision à la cornée, qui se trouve souvent applatie, le danger de blesser l'iris est beaucoup moins grand en employant la *belladonna*. Cependant on prétend au contraire qu'une pupille très-contractée rend l'incision plus sûre, parce que l'iris dans cet état ne peut s'offrir facilement au tranchant de l'instrument (1); mais on ne peut nier que l'instrument, d'après ce que propose RICHTER, n'ait une plus petite partie du bord de l'iris à traverser : d'ailleurs en ayant égard à cet avantage, il ne faut point perdre de vue qu'il est encore douteux si la surface antérieure de l'iris est convexe (2). Si elle l'est réellement, elle rend d'autant plus petite la chambre antérieure que l'iris se trouve plus contracté.

---

(1) RICHTER ; ouvrage ci-dessus, tom. III, page 260.

(2) On trouve les différentes opinions à cet égard dans l'ouvrage de HALLER, *Elementa Physiologiæ*, tom. V p. 368, et dans ZINN, *de Oculo*, p. 84.

J'ai à ce sujet examiné un grand nombre d'yeux, et je crois que l'iris est véritablement convexe dans son état ordinaire : d'abord on ne peut nier qu'il ne le soit dans le fœtus et chez les enfans. Je crois que si cette convexité est plus frappante chez ces derniers que chez les adultes, c'est parce que la surface de l'iris est proportionnellement plus large. Dans une pupille dilatée, il est très-difficile de remarquer cette convexité; et dans la plus grande dilatation par le narcotique, ou dans la goutte sé- reine elle disparoît tout-à-fait, et forme au contraire une concavité, comme je l'ai remarqué au com- mencement de cet écrit. On ne peut donc pas imaginer que cette convexité vienne immédiate- ment de la forme convexe du cristallin; car il existe un espace entre lui et l'iris, et l'on ne voit pas que la cataracte ordinaire ait quelque chose de saillant dans la pupille dilatée, en observant l'œil de profil; mais c'est sûrement un effet médiat du corps du cristallin. J'ai chaque jour sous les yeux un homme sur lequel j'ai fait l'extraction avec tant de succès, que l'œil même le plus clairvoyant ne peut recon- noître la moindre trace de l'opération. L'iris a conservé toute sa mobilité; cependant toute sa surface antérieure se trouve concave et semblable à un entonnoir; et en l'examinant bien, il a un mouvement d'oscillation. La convexité de l'iris dé- pendroit-elle donc de la convexité du cristallin?

Alors elle devroit être plus forte si le corps étoit plus épais, tandis que bien souvent elle est plus grande dans le cas où l'œil est affecté de cataracte.

6°. En faisant l'opération selon la méthode de CONRADI *qui veut par l'ouverture de la capsule du cristallin dissoudre la cataracte, la dilatation de la pupille doit être d'une grande utilité.*

Tout le succès de cette méthode dépend de l'accès facile que l'humeur aqueuse peut avoir dans la cataracte. Si l'on n'a pas fait auparavant une dilatation artificielle de la pupille, on peut seulement ouvrir une petite partie de la capsule ; car comme on fait seulement une ponction dans la cornée et non pas une incision, comme on la pratique dans l'extraction, il n'en résulte pas une dilatation de la pupille, mais au contraire une contraction qui suit ordinairement l'irritation produite par la ponction (1).

---

(1) J'ai vu ces jours-ci combien la dilatation de la pupille dépend de l'ouverture faite dans la cornée. Dans l'opération l'humeur aqueuse sortoit par un mouvement involontaire de l'œil, et produisoit un avancement de l'iris ; je fus donc obligé de retirer l'instrument, quoique je n'eusse encore fait qu'une ouverture de deux lignes, et sur-le-champ la pupille se dilata, mais seulement auprès de l'ouverture de la cornée que j'avois faite au lieu où l'on introduit d'ordinaire l'instrument.

Si la dissolution du cristallin réussit aussi rarement que M. BEER le prétend, cela provient probablement de ce qu'on ne peut faire qu'une très-petite ouverture dans la membrane cristalline ; ainsi la pupille étant auparavant dilatée, il est possible de faire une plus grande (1) ouverture à la capsule.

Mais je dois ici ajouter un avis : il me semble possible qu'après une trop grande ouverture le cristallin

---

(1) Cette résorption du cristallin peut avoir lieu même dans la dilatation de la pupille. J'ai fait moi-même cette expérience sur une personne à laquelle j'ai fait l'abaissement. Je m'y pris de manière à déchirer avec l'aiguille toutes les adhérences de la cristalline, et de brouiller ensemble toutes les humeurs, ensuite j'ai sans peine abaissé une seconde fois la membrane cristalline opaque, et je n'ai plus trouvé que le corps cristallin qu'on peut très-bien distinguer au moyen de l'aiguille ; mais la dilatation rend ceci encore plus facile ; c'est de dont je me suis convaincu par les opérations de M. le professeur FISCHER à *Kiel.*

Cette note a beaucoup de rapport avec une lettre que le docteur LEVEILLÉ a lue à la société de médecine de *Paris.* Ce praticien a fréquenté dans l'intimité le professeur SCARPA pendant une année de séjour qu'il a fait à *Pavie.* Il a vu cet homme célèbre opérer toutes les cataractes par abaissement. Celles qu'il trouvoit solides étoient toutes plongées dans l'humeur vitrée, où l'expérience démontre qu'elles se dissolvent et s'absorbent complétement avec le temps. POTT avoit fait une observation anatomique qui constatoit

puisse glisser facilement dans la chambre antérieure au moyen d'une contraction spasmodique des muscles de l'œil : dans ce cas il seroit expédient d'extraire le cristallin. Il y a alors une très-grande difficulté de faire l'incision sur la cornée après que le cristallin est tombé dans la chambre antérieure et que l'humeur vitrée en est sortie ; j'ai fait là-dessus trop d'expériences malheureuses pour ne pas pré-

---

le fait ; et dans le cabinet pathologique de *Pavie* on trouve conservé dans l'esprit-de-vin un cristallin déprimé, qui, dans l'espace d'une année, avoit perdu les deux tiers de son volume, en le comparant avec celui qui étoit sain, tous les deux se trouvant conservés dans le même vase. Quant aux cataractes qui ne sont pas solides, il s'agit de les diviser le plus possible avec la pointe de l'aiguille, de les réduire en flocons avec la capsule qui les environne, et qui fait corps souvent avec la cataracte quand elle est muqueuse sur-tout. Tous ces flocons réunis avec la pointe de l'aiguille sont précipités dans la chambre antérieure où le professeur SCARPA pense qu'ils sont absorbés plus promptement que dans l'humeur vitrée. D'ailleurs la dépression d'une cataracte non-solide est très-difficile, si le plus souvent elle n'est pas impossible. Le docteur LEVEILLÉ a vu réussir toutes les opérations faites sous ses yeux, comme on pourra le voir dans la lettre qu'il se propose de publier incessamment sur cette matière, et qui est adressée à M. HEURTELOUP, inspecteur-général du service de santé des armées, et président de la société de médecine séante au Louvre. *Note du traducteur.*

munir les autres à cet égard. Il seroit possible de prévenir cet accident, en n'ouvrant pas trop bas la capsule, et en laissant le malade sur le dos pendant l'incision; car la situation n'est pas indifférente. La cause principale de l'écoulement de l'humeur vitrée est dans une contraction spasmodique des muscles de l'œil ou dans une pression externe; enfin, dans une force sur laquelle la situation du malade ne peut rien. Mais sans doute aussi la pesanteur de l'humeur vitrée fait quelque chose, et par une situation horizontale cet écoulement n'a pas lieu. Pourquoi l'iris se dilate-t-il davantage auprès de l'ouverture ? (Voyez la note page 23.) Je ne conseille pas de faire l'incision de la capsule du même côté : au reste la direction même de l'instrument indique suffisamment ce qu'il faut faire dans cette occasion (1).

---

(1) Avant d'arriver au septième article, je dois annoncer ici un des cas où la dilatation de la pupille par la *belladonna est d'une grande utilité dans l'opération de la cataracte, au moyen de l'ouverture qu'on fait à la membrane cristalline, avec l'instrument même et dans le même moment où l'on fait l'incision dans la cornée*, parce qu'on ne risque pas tant de blesser le bord de l'iris en enfonçant l'instrument jusqu'au cristallin, attendu qu'il y a un plus grand espace qu'à l'ordinaire. J'ai vu faire cette opération avec la plus grande dextérité par M. GIRAUT, chirurgien en second du ci-devant Hôtel-Dieu après l'application de la *belladonna. Note du traducteur.*

7°. *Il est aussi très-utile de faire l'application locale de ce narcotique dans le resserrement ordinaire des pupilles (phthisis synizesis pupillæ), sans qu'il y ait cependant aucune adhérence de l'iris à la capsule.*

On recommande des cataplasmes de *ciguë* et d'opium (1), mais ceux d'*hyoscyamus* et de *belladonna* sont beaucoup plus efficaces : je n'ai fait aucune expérience sur cela, parce que je n'ai pas eu l'occasion de voir un pareil rétrécissement depuis l'instant où ce remède m'est connu ; mais à l'aide d'autres expériences, je crois pouvoir assurer que ces remèdes sont excellens dans le *synizesis* invétéré qui arrive par une longue fixation des corps lumineux, et dans toutes les espèces de *synizesis* spasmodique ; mais on conçoit que dans le *synizesis* qui provient d'éblouissement, il faut prendre garde que la lumière n'affecte pas la vue, en employant les préservatifs ordinaires, tels que les lunettes vertes à tubes, &c. ; autrement cela seroit encore plus dangereux pour les yeux, attendu qu'on a donné par la dilatation un accès plus facile aux rayons lumineux.

Pour que ces remèdes soient efficaces, il faut qu'il n'y ait aucun empêchement mécanique à son

---

(1) RICHTERS Anfangsgründe, th. 3, s. 376.
BEERS Lehre der Augenkrankheiten, p. 2, s. 17.

action, car si l'iris contracté est uni à la capsule, alors le remède n'est d'aucun effet. On rencontre ces empêchemens mécaniques dans les rétrécissemens invétérés de l'iris, car après être resté plusieurs années dans cet état, il devient physiquement incapable de se dilater, de même que la vessie long-temps contractée a mille peines à revenir dans son état naturel. Dans une *amaurose* de huit ans produite par la goutte, j'ai trouvé la pupille transparente mais très-étroite, et dans cette occasion l'*hyoscyamus* ne produisoit aucun effet. J'ai aussi tenté de fondre la cataracte par une application locale. D'abord j'ai appliqué seul l'extrait d'*hyoscyamus* dissous dans de l'eau, ensuite mêlé avec l'*éther sulfurique*, au moyen duquel M. Ware (1) a obtenu un excellent effet, et j'ai appliqué long-temps ce remède ; mais la cataracte étant restée dans le même état, j'en ai fait ensuite l'extraction ; cette cataracte étoit dure et la capsule très-saine. Je n'ai pas répété ces expériences, parce que j'y ai peu de foi.

En finissant, je suis obligé de prévenir sur un usage très - pernicieux que l'on peut faire de ce

---

(1) Ware's, enquiry into the causes which have commonly prevented the success in the operation of extracting the cataract, a. s. f. *London*, 1795.

remède; l'imposture peut par ce moyen imiter une *amaurose* d'une manière si complète, qu'elle peut en imposer même aux gens de l'art (1). S'il s'y joint un louchement naturel ou artificiel , je ne vois aucun moyen de connoître la vérité que de surprendre le prétendu malade en lui tendant des piéges (2).

Je n'ai pas besoin d'ajouter ici , en parlant de l'effet de l'*hyoscyamus*, que j'ai indiqué ce remède

---

(1) C'est de cette manière qu'on avoit presque réussi à tromper, malgré toute sa pénétration , mon ami le cit. Du-PUYTREN, chirugien, chef des travaux anatomiques à l'école de médecine de *Paris*, aux lumières duquel je professe les plus grandes obligations. *Note du traducteur.*

(2) D'abord j'ai hésité si je ferois mention de cette imposture dans un ouvrage écrit dans une langue vivante ; mais par la publicité même je crois remédier à cet inconvénient , persuadé qu'aucun de mes lecteurs ne sera tenté de faire un mauvais usage du remède indiqué, et il n'est point à craindre que ceux qui pensent bien veuillent suggérer à qui que ce soit l'idée d'en abuser. Il y a un moyen plus sûr que le latin , que les critiques recommandent pour obvier à cela ; c'est que les critiques eux-mêmes veuillent ne faire aucune mention de cette idée, car la langue latine n'a d'autre but que celui de la tenir cachée ; et ceux qui ne sont pas médecins, les seuls à qui on veut la dérober , la doivent plutôt aux critiques qu'à l'ouvrage. Il y a une infinité de gens qui étudient avec beaucoup de soin les

de préférence, parce que son effet est certain. L'*opium* ne produit pas la même action ; la *bella-donna* et le *lauro-cerasus* agissent trop fortement et vont trop avant ; l'*hyoscyamus* tient un juste milieu entre ces deux médicamens : enfin, ce dernier remède mérite la préférence sur les autres, parce qu'il ne produit aucune irritation.

---

critiques pour en tirer une foule de choses beaucoup plus intéressantes pour eux que pour ceux qui sont initiés dans la connoissance de l'art. *Note de l'auteur.*

Il peut exister *un autre abus plus grand* sur lequel il faut prévenir aussi le public, c'est que tout *charlatan ambulant* peut tromper les gens non instruits. On a vu avec quelle facilité la *belladonna* peut procurer la vision pour un temps donné ; il est donc possible au *charlatan* de faire accroire par ce moyen qu'il a rendu la vue, de se faire payer largement, et de disparoître ensuite. *Note du traducteur.*

FIN.

9 782019 271541